Adrian B. Smith

Transzendentale Meditation
aus christlicher Sicht

Dieses Buch ist hauptsächlich für Christen geschrieben, die zur Verbesserung ihres körperlichen, geistigen oder spirituellen Lebens die Transzendentale Meditation nutzen wollen und sich fragen, wie die Technik mit ihrem Glauben und ihrer religiösen Praxis zusammenpasst. Es ist ein schlankes Buch und leicht zu lesen, aber tiefgründig in seiner Aussage.

Wer Christus von innen heraus verstehen und ein persönliches Verhältnis zu ihm gewinnen will, anstatt nur von anderen über ihn reden und predigen zu hören, dem bietet diese kleine Einführung in das Verständnis der Transzendentalen Meditation aus der Sicht eines christlichen Paters einen sehr guten Überblick.

Lasst den Geist Gottes ungehindert wirken! Verachtet prophetische Botschaften nicht! Prüft alles und behaltet das Gute! – 1 Thess 5,19-21

Adrian B. Smith, M.A., war ein katholischer Missionspriester, der seit 1976 die Transzendentale Meditation und seit 1978 die TM-Sidhi-Techniken praktizierte. Er war der Gründer der christlichen TM-Gruppe in Großbritannien.

Pater Adrian B. Smith

Transszendentale Meditation aus christlicher Sicht
Ein Schlüssel zum Reich Gottes

Alfa-Veda

Englisches Original:
A Christian Understanding
of Transcendental Meditation
A Key to the Kingdom of Heaven
Book Guild Ltd., Leicestershire, U.K., 1993

© Adrian B. Smith 1993

Deutsch von Dr. Jens Petersen
Lektorat, Umschlagentwurf und
Satz in Minion Pro: Jan Müller
Korrektorat: Wolfgang Möckel
Titelbild: Ausschnitt einer Statue in Österreich,
die den Schlüssel zum Reich Gottes hält

© der Übersetzung Alfa-Veda Verlag 2023
Stendaler Str. 25 B, 39646 Oebisfelde
Druck: Libri Plureos GmbH,
Friedensallee 273, 22763 Hamburg

alfa-veda@email.de
www.alfa-veda.com
ISBN 978-3-98837-005-1

Inhalt

Danksagung

Dieses Buch hat viele Entwürfe durchlaufen, und jeder einzelne wurde durch den weisen Rat von Freunden, Theologen und TM-Lehrern verbessert, denen allen ich zu großem Dank verpflichtet bin.

Einleitung

Es vergeht kaum eine Woche, in der ich nicht einen Brief oder einen Anruf erhalte, in der Regel von einem Kirchenbesucher, der sich vergewissern möchte, dass die Praxis der Transzendentalen Meditation nicht im Widerspruch zu seinem christlichen Glauben steht oder seinem christlichen Leben schadet.

Der jüngste Fall von Jack Jones (wie wir ihn nennen wollen) ist typisch. Er rief aus Liverpool an, um zu berichten, dass er einen Monat zuvor die Transzendentale Meditation erlernt und bereits einen großen Nutzen davon verspürt hatte. Jemand in seinem Büro hatte bemerkt, wie gut und entspannt er aussah, und er hatte ihm erklärt, dass er zu meditieren begonnen habe.

Dieses Gespräch hatte ein christlicher Fundamentalist mitgehört, der ihn sofort warnte, das, was er tue, sei satanisch. Wenn er das Mantra benutze, das man ihm gegeben habe, bete er unwissentlich hinduistische Götter an, und wenn er versuche, seinen Geist zu leeren, würden böse Geister eindringen und von ihm Besitz ergreifen.

Als er mich anrief, war er sehr beunruhigt. Die Wirkungen, die er erlebt hatte, waren sehr positiv: Er erzählte mir, dass er besser schlief, dass sein Geist klarer zu sein schien und dass er insgesamt eine positivere Lebenseinstellung erlangte. Aber konnte eine Praxis, die sich als so nützlich erwies, wirklich so böse sein, wie sein Kollege behauptete? Sollte er also, wie ihm der Kollege geraten hatte, sofort damit aufhören?

Ich konnte ihm versichern, dass die Transzendentale Meditation nichts Satanisches oder Böses an sich hat und dass sie als natürliche Technik, die es dem Geist ermöglicht, sein ungenutztes Potenzial zu entwickeln, für seine spirituelle Entwicklung nur von Nutzen sein kann. Um seine Beunruhigung zu zerstreuen, erklärte ich ihm, dass in bestimmten Kreisen der christlichen Kirche viele falsche Vorstellungen über die Transzendentale Meditation kursieren, dass diese aber auf Hörensagen, Halbwissen und Missverständnissen beruhen. Sie stammten nicht von Christen, die die Meditation erlernt hatten und aus eigener Erfahrung sprechen konnten.

Mein erster Entwurf für das vorliegende Buch war eine Reihe von Antworten auf typische Fragen, die Christen wie Jack Jones stellten, um deren Ängste zu zerstreuen. Aber das wäre, wie ein Freund bemerkte, eine negative Herangehensweise an das Thema gewesen. Viel besser wäre es doch, diese Art der Meditation in einem positiven Licht zu zeigen, da sie unser Leben und unser Wachstum betrifft.

Dieses Buch ist also hauptsächlich für Christen geschrieben, die die Transzendentale Meditation zur Verbesserung ihres körperlichen, geistigen oder spirituellen Lebens nutzen wollen und sich fragen, wie die Technik mit ihrem Glauben und ihrer religiösen Praxis zusammenpasst.

Die menschliche Sehnsucht
nach dem Göttlichen

So weit wir die Menschheitsgeschichte zurück-
verfolgen können, Jahrhunderte und sogar Jahr-
tausende vor der Entstehung der großen Religionen, gibt es Hinweise auf eine spirituelle sowie
eine physische und psychologische Dimension
im menschlichen Leben. Es gibt einen Teil der
menschlichen Natur, der über sich selbst hi-
nausgeht und sich nach dem Göttlichen, dem
Absoluten, dem Vollkommenen sehnt.

Lange bevor die Menschen zu der Erkenntnis gelangten, dass es ihre letzte Bestimmung
ist, mit dem Göttlichen, der Gottheit, vereint zu
sein, strebten sie nach der Erfahrung und dem
Kontakt mit dem reinen Geist, nach einem un-
bestimmten »Etwas«, das die Grenzen der ge-
wöhnlichen Erfahrung überschreitet.

Dieser Drang ist immer noch in uns, denn er
ist tief in unserer Natur verwurzelt. Bei einigen
zeigt er sich durch die Teilnahme an einer der
großen Religionen; andere führt ihr spiritueller
Weg in Bereiche außerhalb der strukturierten
Religionen.

Die großen Religionen, die alle vor weniger als viertausend Jahren entstanden sind, bieten einen inneren Weg der direkten Erfahrung des Göttlichen, doch dieser Weg wurde für die meisten ihrer Anhänger immer wieder durch die Betonung äußerer Rituale, Moral und karitativer Praktiken in den Hintergrund gedrängt.

Obwohl die großen Religionen diesen inneren Weg oft »Meditation« nennen, ist die Meditation weder ihre Erfindung noch ihr alleiniges Privileg. Denn sie wurde, lange bevor eine der Religionen entstand, als eine natürliche, menschliche Übung im Orient entwickelt.

Die Transzendentale Meditation (TM) ist ein gutes Beispiel dafür. Sie wurde zwar erst in den letzten Jahrzehnten von Maharishi Mahesh Yogi in die westliche Welt gebracht und hat sich inzwischen auf allen Kontinenten verbreitet; Christen behaupten manchmal, sie stamme von Hinduismus ab und sei eine Form von ihm. Tatsächlich aber ist sie weit über 1.000 Jahre älter. als der Hinduismus. Ihre Ursprünge reichen zurück über die aufgezeichnete Geschichte hinaus bis zur vedischen Wissenschaft. Dieses uralte Wissen aus dem Osten war eine praktische Lebensphilosophie, die eine Erklärung bot für den Ursprung und die Funktionsweise unseres Universums und dafür, wie die Menschheit darin auf eine Weise leben kann, die möglichst evolutionär und nützlich ist.

Viele westliche Wissenschaftler beginnen heute, die alten östlichen Weisheiten über den Aufbau der Welt wieder wertzuschätzen, weil ihre eigenen Erkenntnisse – insbesondere auf dem Gebiet der Quantenphysik – in dieselbe Richtung führen. Sie schätzen die Transzendentale Meditation vor allem auch deshalb, weil ihr Nutzen in den Bereichen Physiologie, Psychologie, Soziologie und Ökologie durch mehr als 500 wissenschaftliche Studien nachgewiesen wurde, die an mehr als 200 Universitäten und Forschungseinrichtungen in 25 Ländern durchgeführt wurden.

Obwohl unsere christliche Theologie meist in Begriffen der westlichen Philosophie ausgedrückt wird, sind wir als Christen keineswegs auf ein einziges philosophisches System festgelegt; wir glauben vielmehr, dass Jesus der Erlöser der gesamten Schöpfung ist und dass alles Gute in dieser Welt von Christus erfüllt ist.

Auf den ersten Blick mag es so aussehen, als hätte die TM einige Ähnlichkeiten mit anderen

Meditationsformen, die aus dem Osten zu uns gekommen sind, wie etwa die buddhistische oder die Zen-Meditation, denn sie alle sind ganzheitliche Übungen zur Stärkung von Körper, Geist und Seele. Die TM unterscheidet sich jedoch grundlegend, nicht nur in ihrer Technik – sie erfordert weder Konzentration noch Kontrolle des Geistes –, sondern auch, weil sie in der Natur allen Lebens gründet und ebenso wenig östlich oder westlich ist, wie das von Newton entdeckte Gesetz der Schwerkraft ein britisches oder westliches Gesetz ist.

Als östlich oder westlich können wir nur etwas bezeichnen, das mit einer bestimmten Lebensweise, einer bestimmten Kultur verbunden ist. Die TM dagegen ist völlig unabhängig von jeder Lebensweise oder Kultur, sie ist also weder östlich noch westlich: Sie ist universell.

Da der Zustand transzendentalen Bewusstseins zur menschlichen Natur gehört und keine religiöse Tugend ist, muss eine Technik zur Erfahrung dieses Zustandes wie die TM auch zur menschlichen Natur gehören und folglich für die gesamte Menschheit gültig sein, unabhängig von Kultur, Bildungsstand, religiöser Überzeugung oder philosophischer Zugehörigkeit.

Der Begriff »Meditation«

Die unterschiedlichen Bedeutungen des Wortes »Meditation« führen heute im Westen zu vielen Missverständnissen. In der westlichen Kultur und in der östlichen Kultur wird das Wort ganz unterschiedlich verwendet. Verwirrung entsteht, wenn wir im Westen östliche Meditation auf unsere westliche Art verstehen.

In unserem Teil der Welt wurde das Wort »Meditation« vor den 1960er Jahren fast ausschließlich in einem religiösen Kontext verwendet. Man verstand darunter eine Art des Betens. In kirchlichen Kreisen und von Autoren spiritueller Bücher wird es immer noch auf diese Weise verwendet, weshalb viele Kirchenmitglieder Probleme mit Meditationsformen haben, die aus dem Osten zu uns kommen.

Religiöse Schriftsteller und Prediger im Westen verwenden das Wort »Meditation«, um eine Übung des Geistes zu beschreiben, bei der wir über eine religiöse Wahrheit nachdenken – oft mit Hilfe eines Bibeltextes oder der Worte eines Gebetes – und das bewusst in der Gegenwart Gottes. Dies ist eine Art des Betens.

Eine andere Art des Betens, die in den religiösen Büchern unserer Kultur beschrieben wird, ist das »Gebet der Stille« oder die »Kontemplation«. Damit ist ein Zustand aktiver Passivität gemeint, in dem keine Worte benutzt werden oder Gedanken nachgehangen wird, sondern ein Bewusstsein der Gegenwart Gottes, in dem der Betende offen ist für die Inspiration des Heiligen Geistes in seiner Tiefe. Wir verwenden das Wort »kontemplieren« in einem nicht-religiösen Kontext, wenn wir über die Betrachtung eines Sonnenuntergangs oder des Nachthimmels sprechen oder wenn wir von einem Musikstück innerlich bewegt werden. Immer handelt es sich um eine nonverbale, nicht denkende Erfahrung, die uns tief berührt.

Östliche spirituelle Autoren verwenden die Bezeichnungen »Meditation« und »Kontemplation« genau andersherum!

Aber es gibt noch einen weiteren Grund für das Missverständnis unter Christen im Westen. In unserer Kultur ist unsere Denkweise dualistisch: Wir neigen dazu, den Dingen ihre Gegensätze gegenüberzustellen, zum Beispiel den Körper mit der Seele, das Heilige mit dem Weltlichen, das Geistige mit dem Materiellen.

In keiner der großen Weltreligionen, mit Ausnahme des Christentums, das seine philosophischen Wurzeln in der westlichen Kultur hat, gibt es ein Wort für »Religion«. Tatsächlich wird Religion in unserem westlichen Sinne nirgendwo in der Bibel erwähnt. Die meisten Stammessprachen der Welt haben kein solches Wort in ihrem Wortschatz. Es kommt nur in unseren westlichen Sprachen vor, weil nur wir das Leben in zwei Bereiche einteilen, den religiösen und den profanen Bereich.

Um zu verstehen, warum das Wort »Meditation« heute in unserer Gesellschaft weit verbreitet ist und nicht mehr nur als »kirchliches« Wort verwendet wird, müssen wir uns diese Denkweise bewusst machen. Wir verwenden es jetzt im Westen mit der Bedeutung, die es im Osten hat, wo es keine spezifische religiöse Konnotation hat.

> *Der yogische Meditierende weitet sich, wie der christliche Meditierende, zum unerschöpflichen Zustand unendlichen Wissens aus; seine Seele oder sein individuelles Bewusstsein wird vom absoluten kosmischen Bewusstsein umhüllt.*
> **Aus: »Christliche Meditation im Licht des Yoga«**
> **von Justin O'Brien, D.Th.**
> **in »Meditation im Christentum«**

Es gibt eine weitere Schwierigkeit bei der Übersetzung eines Wortes von einer Sprache in eine andere, wenn die Übersetzung von einer Kultur in eine andere erfolgt. Wir verwenden unglücklicherweise das Wort »Meditation« für das Sanskrit-Wort *dhyana* ebenso wie für das Wort *samadhi* – eines der acht Glieder des Yoga (Einheit), in dem der Geist das diskursive Denken transzendiert. Der Denker, der Denkprozess und der Gedanke verschmelzen zu einer Realität des höchsten Bewusstseins. In unserer Sprache haben wir dafür einfach kein entsprechendes Wort.

Wenn wir also heute von »Meditation« sprechen, beschreiben wir keine rein religiöse Übung, sondern eine natürliche, geistige Technik, die es dem Geist ermöglicht, tiefere Bewusstseinsebenen zu erreichen, eine uralte Kunst, die älter ist als alle großen Religionen.

Das sagt Maharishi selbst über die Meditationsmethode, die wir in diesem Buch besonders betrachten:

> *Das Wesen der Technik der Transzendentalen Meditation ist die spontane Beruhigung oder Verfeinerung der geistigen Aktivität. Sie ist eine Methode, auf mühelose, systematische Weise die Quelle des Denkens, das Feld der reinen*

schöpferischen Intelligenz, zu erfahren. Auto-
matisch, natürlich und ganz spontan wird die
geistige Aktivität verfeinert und schließlich
ruht der Geist in einem Zustand ohne Aktivi-
tät, aber mit vollem Gewahrsein. Der bewusste
Geist erlangt den Zustand des reinen Gewahr-
seins.

Während Transzendentale Meditation nicht religiös ist, hat sie doch eine spirituelle Dimension.
Der Zugang zum transzendentalen Bewusstsein bewirkt ein Wachstum unserer Ganzheit:
Körper, Geist und Seele werden vereint durch
den Kontakt mit dem Zentrum unseres Seins.
Und das Zentrum unseres Seins ist der Punkt,
an dem uns das Göttliche berührt. Aus diesem
Grund stellen Menschen, die aus rein körperlichen oder psychologischen Gründen zu meditieren begonnen haben, nach einiger Zeit fest,
dass sie ein spirituelles Erwachen erleben, das
vielleicht sogar zu einer ganzen Reihe von spirituellen Erfahrungen führt.

Keine Bewegung im religiösen Leben hat ir-
gendeinen Wert, wenn sie nicht auch eine Be-
wegung nach innen ist, zum ,stillen Zentrum'
unserer Existenz, wo Christus ist.

Papst Johannes Paul II.
in Maynooth, Irland, 1. Oktober 1979

Wegen der Verwirrung über den Begriff »Meditation« wundern sich Christen manchmal, dass ein TM-Lehrer beim Einführungsvortrag die spirituellen Vorteile dieser Technik nicht erwähnt, sondern nur deren körperlichen, psychologischen und sozialen Nutzen. Der spirituelle Wert wird selten erwähnt, da die TM-Bewegung eine natürliche, geistige Technik lehrt, die weder eine Religion noch religiös ist, und nicht als Kult oder Sekte betrachtet werden möchte. Aber ein spiritueller Nutzen ist zweifellos vorhanden. Die Bereicherung von Geist, Körper, Verhalten und Umwelt durch die TM lässt sich nicht von der spirituellen Dimension trennen und steht schon gar nicht im Gegensatz zu ihr.

Du solltest deinen denkenden Geist zur Stille bringen. Das Verstehen von Dingen, die man nicht sehen kann, gehört zum reinen Bewusstsein. Wir sprechen von reinem Bewusstsein, wenn der Geist in der höchsten Wahrheit verweilt, ohne jegliche Beimischung von imaginativem Denken. Um dies zu erreichen, müssen wir lernen, die umherschweifenden Erinnerungen und Ideen und dadurch das Denken zum Schweigen zu bringen.

Francisco de Osuna, ein spanischer Franziskaner des fünfzehnten Jahrhunderts

Meditation: Der Weg zur Weisheit

Unsere westliche Welt ist so wissenschaftsorientiert, dass wir leicht die Tatsache aus den Augen verlieren, dass es mehr als einen Weg gibt, Wissen zu erlangen.

Der Weg, den wir am besten kennen, ist das, was wir rationales Wissen nennen: Wir erlangen es, indem wir unsere menschliche Fähigkeit zu denken nutzen. Über die fünf Sinne (Hören, Riechen, Sehen, Tasten, Schmecken) gelangen Informationen von außen in unseren Geist und wir denken über diese Informationen nach – meist schließen wir von der Ursache auf die Wirkung (Was geschieht, wenn ich diesen Stromschalter betätige?) oder von der Wirkung auf die Ursache (Die Milchflasche wurde umgestoßen: Das war bestimmt die Katze). Diese Art, des rationalen Denkens ist die Methode der modernen Wissenschaft.

Aber es gibt noch eine andere Art des Wissens, die aus dem Inneren unseres Geistes kommt. Wir nennen sie intuitives Wissen oder Weisheit. Ohne erklärbaren Grund und oft in den unwahrscheinlichsten Momenten erleben wir eine blitzartige Eingebung., die uns eine Form von Wissen, eine Gewissheit über etwas verschafft, die wir oft nicht in Worte fassen können. Wörterbücher definieren Intuition als »die schnelle Wahrnehmung von Wahrheit oder Wissen ohne bewusste Aufmerksamkeit oder Überlegungen«, »Wissen aus dem Inneren«.

Auf diese beiden Arten erhalten wir auch unser Wissen über Gott – das göttliche Mysterium. Durch Informationen von außen, durch das, was unsere Religion uns lehrt, lernen wir etwas über Gott. So lernt der Christ etwas über Gott durch die biblischen Schriften, wie sie die Kirche für uns auslegt.

Aber es gibt einen Unterschied zwischen dem Wissen über Gott und dem Kennen von Gott. Ich weiß etwas über Menschen, die ich nie getroffen habe, durch meine Informationen aus zweiter Hand. Ich glaube an ihre Existenz, weil ich meinen Informanten vertraue. Andererseits kenne ich eine Person, weil ich ihr begegnet bin: Ich habe sie persönlich erlebt. Das ist unmittelbares Wissen.

Viele Christen wissen heute viel über Gott, weil sie an die Worte der Bibel glauben und an das, was die Kirche lehrt. Aber wie viele können von sich behaupten, dass sie Gott tatsächlich kennen – also Gott direkt erfahren haben? Während das Wissen über Gott nur den Anhängern einer bestimmten Religion, einem Gläubigen zur Verfügung steht, steht eine Gotteserfahrung (das intuitive Wissen aus dem Inneren) jedem von uns aufgrund unserer Natur als menschliche Wesen offen.

> *Seit ich mit TM begonnen habe, ist mir Gott sehr viel vertrauter geworden. Ich erlebe Gott als überall und in mir selbst gegenwärtig.*
> Hasso Schelp, Journalist, Deutschland

Beide Formen des Wissens brauchen wir aber, denn sie ergänzen sich. Das Wissen über Gott ohne innere Gotteserfahrung liefert uns nur eine leere Hülle von Religion voller Glaubenssätze und Vorschriften, die lediglich unser äußeres Leben betreffen. Andererseits erfordert die direkte, intuitive Erfahrung Gottes die äußere Offenbarung, die uns eine Religion bietet, um die innere Erfahrung richtig deuten und verstehen zu können.

Die Meditation hilft uns, diese innere Erfahrung zu machen, denn sie ermöglicht es dem Geist, das Denken zu transzendieren und in einen tieferen Bewusstseinszustand einzutauchen, in dem wir die Quelle allen Lebens, die Gegenwart des Göttlichen im Zentrum unseres Seins erfahren können.

Deshalb berichten viele Christen, die mit der TM beginnen, dass die Meditation sie zu einem neuen, tieferen, erleuchteten Verständnis der Bibel und des christlichen Glaubens führt.

> *Als ich mit der TM begann, praktizierte ich schon lange nicht mehr den katholischen Glauben, in dem ich aufgewachsen war. TM führte mich von der rein mechanischen Ausübung meiner Religion zu einem echten Zwiegespräch mit Gott. Ich begann, in jedem die göttliche Gegenwart wahrzunehmen.*
>
> Francoisc Tixier, Sozialberaterin, Paris

Meditation: Der Weg vom Unwirklichen zur Wirklichkeit

Seit frühester Kindheit versucht jeder von uns, seine wahre Identität zu entdecken. Zunächst unbewusst und mit zunehmendem Alter immer bewusster haben wir versucht, die Antwort auf die Frage zu finden: Wer bin ich?

Noch bevor wir in dem Alter waren, in dem wir die Frage bewusst stellen konnten, hatten wir damit begonnen, uns ein Selbst aufzubauen, das wir nach außen zeigen wollten. Wir ahmten Menschen nach, die wir bewunderten oder die uns nahe standen. Wir versuchten, ein Image von uns aufzubauen, das die Menschen sehen, bewundern und lieben sollten. In dem Maße, wie dieses Selbst von außen durch Nachahmungen anderer Menschen entstand, bauten wir ein falsches, unwirkliches Selbst auf. Das wahre Selbst, unsere wahre Identität, kommt dagegen aus unserer eigenen Tiefe.

Ein Christ würde dies so ausdrücken: Als Gott mich schuf, hatte er ein einzigartiges Wesen im Sinn, das unter den Milliarden von Menschen, die derzeit die Erde bevölkern, keinem anderen gleicht. Meine Lebensaufgabe besteht darin, zu erkennen, wer dieser Mensch wirklich ist, und alles zu tun, um zu diesem vollwertigen menschlichen Wesen zu werden, das Gott aus mir machen wollte. Mit anderen Worten: mein wahres Selbst zu werden.

Leider verwenden wir viel Energie darauf, unser unwirkliches Selbst, das nicht mehr ist als die Fassade, die wir vorzeigen wollen, als wirklich erscheinen zu lassen: ein Scheinheld, den die Leute bewundern sollen, oder die Rüstung, mit der wir uns schützen, damit ja niemand unsere Schwachstellen entdeckt. Und wir verschwenden einen Großteil unserer Zeit mit den Belangen jener Welt, die unser falsches Selbst stimuliert und stärkt.

Wenn wir einmal über unseren Bekanntenkreis nachdenken, müssen wir uns von einigen eingestehen: »In all den Jahren habe ich den wahren Max Meyer eigentlich nie kennen gelernt. Er ließ mich immer nur an seine Oberfläche heran.«

Die größte Tragik wäre es, wenn Gott am Ende unseres Lebens sagen müsste: »Ich erkenne dich nicht. Du bist nicht der Mensch, der aus dir werden sollte, als ich dich erschuf.«

Das falsche Selbst kämpft darum, das wahre Selbst zu beherrschen. Es spaltet uns in zwei Teile und verhindert, dass wir ganz werden. Die Quelle unserer Ganzheit, in der Körper, Geist und Seele in Harmonie sind, ist unser wahres Selbst, denn die vereinende Kraft kommt aus der Tiefe unseres Wesens.

Wer in der christlichen Tradition aufgewachsen ist, hat von Kindheit an gelernt, dass wir nach Gottes Wille heilig sein sollen. Das Wort »heilig« kann manchem einen Schauer über den Rücken jagen. Es beschwört Bilder von einem einfältigen, zuckersüßen Heiligen herauf.

Tatsächlich kommt das Wort »heilig« aber von der gleichen Wurzel wie »heil«, ganz. Ein wahrhaft heiliger Mensch ist jemand, der zu dem wahren, heilen Selbst geworden ist, als das Gott ihn oder sie bestimmt hat, und dabei unweigerlich eine enge Beziehung mit Gott, der Quelle der Wirklichkeit eines jeden Menschen, eingegangen ist.

Das wahre Selbst ist in der Lage, seine Fehler und Schwächen ebenso wie seine Stärken und Gaben anzuerkennen. Das ist wahre Demut: als die Wirklichkeit zu leben, für die Gott uns geschaffen hat.

Ein integrierter, echter, ganzer Mensch zu werden, kann ein Leben lang dauern – und manche werden es diesseits des Todes nie. Im Übergang zum Tod liegt das endgültige Loslassen. Wir lösen uns nicht nur von all unseren Besitztümern, sondern auch von allen Unwahrheiten und aller Verstellung. Dieses endgültige Loslassen ist weniger peinvoll, wenn wir es schon zu Lebzeiten geübt haben. Dieser Vorgang ist wie das Schälen einer Zwiebel, bis wir den Kern in der Mitte freigelegt haben.

Meditation ist eine Übung, die uns bei diesem Prozess hilft. Durch regelmäßiges Meditieren dringe ich in mein innerstes Selbst ein und begegne allmählich dem wahren Selbst im Zentrum meines Wesens. Je mehr ich in der Lage bin, das wahre Selbst, das ich in meiner tiefsten Identität bin, zu erkennen und anzunehmen, desto mehr kann ich das falsche, unwirkliche Selbst loslassen.

Je regelmäßiger wir meditieren, desto mehr wird unser Leben vom wahren, tiefen Selbst geleitet und desto weniger werden wir von dem falschen Selbst an der Oberfläche auf den Wellen des Lebens herumgewirbelt. Das ist es, was Meditierende meinen, wenn sie sagen, ihre

Meditation führe zu einem Leben auf einer tieferen Ebene. Alle ihre Handlungen werden kraftvoller und effektiver, weil sie aus einer größeren Tiefe in ihrem Inneren kommen.

Regelmäßige Meditation bewirkt, dass wir uns in eine realere Welt begeben, oder besser gesagt, dass wir durch die Welt gehen und darin eine Wirklichkeit erkennen, von deren Existenz wir vorher nichts ahnten. Wie Menschen, die farbenblind zur Welt kamen und nur Schwarz, Weiß und Grau kannten. Und plötzlich sehen sie eine Welt voller Farbe. Sie sehen dieselben Dinge wie vorher, erkennen aber jetzt an ihnen eine Eigenschaft, die sie nie vermutet hätten.

In dieser neuen Sicht der Wirklichkeit erkennen wir die Verbundenheit von allem und erleben uns selbst als Teil davon.

Wenn wir meditieren, kommen wir in Kontakt mit unserem tiefsten Selbst, unserem wahren Selbst. Je mehr wir meditieren, desto mehr kann sich dieses wahre Selbst entwickeln und nach und nach unser falsches Selbst ersetzen. Sowohl in unserem eigenen Selbst als auch in der Sichtweise und dem Bewusstsein, das wir von unserer Umgebung haben, wachsen wir vom Unwirklichen zum Wirklichen.

Und weil wir beginnen, aus der Wirklichkeit heraus zu handeln, setzen wir die Energien des Unbewussten frei, und es eröffnen sich uns neue Wege, von denen wir vorher nicht einmal zu träumen gewagt hätten.

Die Meditation befähigt uns, in und aus einem immer tieferen Bewusstsein zu leben. Je mehr wir zulassen, dass sich unser wahres Selbst entwickelt, desto mehr Möglichkeiten gewinnen wir, in der bewussten Gegenwart der Quelle aller Wirklichkeit zu leben: Gott.

> *Spät habe ich dich geliebt, o Schönheit, so alt und so neu; spät habe ich dich geliebt! Denn siehe, du warst in mir, und ich war draußen; und ich suchte dich draußen und stürzte mich in meiner Hässlichkeit auf all die schönen Dinge, die du gemacht hast. Du warst in mir, und ich war nicht bei dir.'*
>
> **Bekenntnisse des heiligen Augustinus**

Meditation: Der Weg zur Ganzheit

Eines der Merkmale unserer Zeit ist, dass sich die pragmatische, rationale, experimentelle Welt des Wissenschaftlers der erfahrungsorientierten, transzendenten Welt des Mystikers annähert. Seit der Geburt der modernen Wissenschaft im 17. Jahrhundert haben die beiden Arten, unsere Welt zu verstehen, sehr unterschiedliche Wege beschritten.

Die westliche Wissenschaft vertrat bis weit ins 20. Jahrhundert hinein ein sehr mechanistisches Weltbild: Die Welt und alles in ihr – einschließlich unseres menschlichen Körpers – besteht aus Teilen. Am deutlichsten zeigt sich die Anwendung dieses Prinzips in der Medizin. Wenn ein Körperteil krank ist, wird ein Medikament verschrieben, um diesen Teil zu heilen, so wie man in einer kaputten Maschine das defekte Teil repariert oder auswechselt.

Das wandelt sich heute zu einem Verständnis der Welt als ein lebender Organismus und von allem, was ihn ausmacht – auch uns selbst – als Teil dieses Organismus. Wir sind Teil eines Ganzen, wobei das Ganze größer ist als die

Summe seiner Teile. In der Medizin beginnen die Ärzte zu begreifen, dass es zur Erhaltung der Gesundheit nicht ausreicht, einen kranken Körperteil zu heilen, sondern dass das gesamte Leben des Menschen, seine Umgebung, seine Beziehungen, seine familiäre Vorgeschichte und die Dinge in seinem täglichen Leben, die ihm Stress bereiten, berücksichtigt werden müssen.

Alle großen spirituellen Meister und Mystiker in Ost und West haben immer gelehrt, dass das Leben im Wesentlichen eins ist. Tief in uns allen steckt der Wunsch nach Ganzheit – ein gottgegebener Wunsch.

Dieses angeborene Verlangen manifestiert sich jetzt in unserem täglichen Leben im Westen. Den Kindern wird beigebracht, kooperativ statt konkurrierend zu sein; wir achten auf eine ausgewogenere Ernährung; wir machen uns mehr Gedanken über unsere Beziehung zur Umwelt; wir fühlen uns verantwortlich, den Katastrophenopfern auf der anderen Seite des Globus zu helfen, weil diese Menschen unser Menschsein teilen; wir haben ein wachsendes Gefühl dafür, dass wir alle Teil der einen Erde sind.

Dieses wachsende Bewusstsein, diese zunehmende Hinwendung zur Ganzheit, ist ein

Zeichen für die Bewusstseinsstufe, die sich in der heutigen Menschheit entwickelt.

Für Christen sollte diese Entwicklung hin zur Einheit nicht überraschend sein. Der heilige Paulus beschreibt Gottes großen Plan für seine Schöpfung als einen Weg zur Einheit, der uns durch Jesus offenbart wurde: »Mit all seiner Weisheit und Einsicht hat Gott uns reich beschenkt und hat uns das Geheimnis seines Willens kundgetan, wie er es gnädig im Voraus bestimmt hat: Er hat beschlossen, die Fülle der Zeiten heraufzuführen und in Christus alles, was im Himmel und auf Erden ist, zu vereinen.« (Eph 1,8-10)

Die Transzendentale Meditation als Technik ist uns heute im Westen als eine besonders wichtige Gabe zuteil geworden, die wir ausüben können, um unser Bewusstsein für die Quelle allen Lebens zu schärfen.

Die Praxis entfaltet höhere Bewusstseinszustände, sodass wir die Dinge anders wahrnehmen und entsprechend darauf reagieren. Unsere Sinne stimmen sich auf den Rhythmus des Universums ein, und wir erleben eine wachsende Harmonie, Frieden und Einheit in uns selbst und um uns herum.

Die durch die Meditation bewirkte Transzendenz erschafft nicht die Ganzheit, die wir beschreiben: Diese ist bereits vorhanden, aber wir sind uns ihrer Existenz weitgehend nicht bewusst. Die Meditation erzeugt in uns ein Bewusstsein, das uns befähigt, das Leben in seiner wahren Natur als Ganzes zu erfahren und zu begreifen, dass es seine Quelle in der Gottheit hat.

Für viele Menschen bringen die ersten Wochen und Monate der TM-Praxis dramatische Erfahrungen mit sich, weil sie eine neue Dimension ihres Lebens entdecken. Einige stellen fest, dass die Meditation ein tieferes Bewusstsein und eine größere Wertschätzung für das Wort Gottes in der Bibel, für ihre Glaubenssätze und für die Bedeutung der Sakramente mit sich bringt.

Manche haben vielleicht sogar das, was sie als Erfahrung mystischer Phänomene bezeichnen würden. Es ist aber wichtig zu erkennen, dass es sich dabei um rein psychologische Vorgänge handelt. Alle spirituellen Autoren sagen, dass man diese nicht weiter beachten und keineswegs ermutigen sollte. Sie können die Folge einer plötzlichen und besonders starken Stresslösung sein und sind weder ein Anzeichen für Heiligkeit noch ein Maßstab für unser spirituelles Wachstum.

Die großen christlichen Mystiker lehren, dass geistliches Wachstum ein Geschenk Gottes ist und sich durch eine wachsende Beziehung zu Gott und ein Bewusstsein seiner Gegenwart in unserer Tiefe entwickelt. Wir können es nicht durch eigene Anstrengung hervorbringen. Wir können uns nur dem Wirken von Gottes Geist in unserer Tiefe öffnen.

Die einzige Möglichkeit, unsere Nähe zu Gott zu messen, ist das Maß unserer Nächstenliebe: der Grad unserer Liebe zu Gott, die sich in unserer Bereitschaft, den Willen Gottes zu tun, und in unserer Liebe zu unserem Nächsten ausdrückt. Was wir konkret mit dem Ausdruck »der Wille Gottes« meinen, ist vielen oft noch ein Rätsel.

Hans Küng, ein bekannter deutscher Theologe, hat es als das beschrieben, was wir für uns selbst wünschen, wenn wir das Beste für uns wollen. Maharishi beschreibt es als ein Leben in Übereinstimmung mit dem Naturgesetz. Beide beschreiben ein Leben, das im Einklang mit Gottes schöpferischer Kraft und dem evolutionären Entwurf für unsere Welt steht.

Für mich war die TM sowohl ein »Beruhigungsmittel« als auch ein »Synthesizer«. Da ich so etwas wie ein Workaholic bin, hat sie dazu beigetragen, mich zu entschleunigen, meine Energien zu bündeln und mich in die Lage versetzt, auf eine einheitlichere und harmonischere Weise zu leben.

Diarmuid O'Murchu, ein
Priester und Sozialpsychologe

Transzendentale Meditation
hat eine soziale Dimension

Bisher haben wir die Transzendentale Meditation nur als hilfreich für den Meditierenden betrachtet. Manchmal wird dem Meditierenden vorgeworfen, er wolle der Realität entfliehen, er sei nur mit seiner persönlichen Entwicklung beschäftigt. Meditieren wird als Ego-Trip bezeichnet.

Das mag zwar die Motivation sein, die einige Menschen anzieht, aber die Wirkung der Meditation ist viel weitreichender.

Es gibt eine soziale Dimension der TM-Praxis, die auf zwei Ebenen wirkt. Die eine liegt auf der Gefühlsebene: Metaphorisch gesprochen, erlaubt sie dem Herzen, sich auszuweiten. Die Meditation bewirkt, dass wir offener, liebevoller und mitfühlender werden, weil wir allmählich ganzer werden. In der Tat machen wir zunehmend die Erfahrung, dass wir mit der Gesamtheit der ganzen Menschheit eins werden. Da es sich um eine innere Erfahrung handelt, ist dieser Vorgang schwer zu beschreiben. Man könnte sagen, dass wir zunehmend das Gefühl haben, dass unser innerstes Wesen Teil des Wesens der Menschheit ist, sodass die Traurigkeit anderer Menschen zu unserer eigenen wird, ihre Freude unsere eigene Freude ist – auf einer sehr tiefen Ebene.

Die andere gesellschaftliche Auswirkung liegt auf der wissenschaftlichen Ebene: der Einfluss der Transzendentalen Meditation auf den Bereich des Bewusstseins.

Unsere Urgroßväter wussten nichts über Radiowellen, bis ein Erfinder namens Marconi einen Weg aufzeigte, wie eine menschliche Stimme von einem Kasten, dem Sender, zu einem anderen, dem Empfänger, über die natürliche Reichweite der Stimme hinaus gesendet werden konnte. Dabei gab es keine sichtbare Verbindung zwischen beiden: Die Übertragung erfolgte ohne Kabel. Diese Entdeckung macht sich heute jeder Haushalt zunutze, ohne sich zu wundern, wenn er Radio, Fernsehen oder Satellitenschüsseln benutzt.

Inzwischen haben wir aber noch etwas anderes entdeckt: die Wirkung der Wellen, die der menschliche Geist aussendet. Unser Gehirn ist wie ein Radiosender und -empfänger, und auch hier gilt: Je feiner der Geist eingestellt werden kann, indem er in tiefere Bewusstseinszustände übergeht, desto größer ist das Potenzial, auf die Umgebung einzuwirken. Dieses Phänomen wurde in Bezug auf die Transzendentale Meditation erforscht. In TM-Kreisen wird es als »Maharishi-Effekt« bezeichnet, weil Maharishi es bereits 1960 vorausgesagt hat.

Es wurde beobachtet, dass eine bestimmte Anzahl von Menschen in einem bestimmten Gebiet, die regelmäßig die Transzendentale Meditation praktizieren, das Bewusstseinsfeld in diesem Gebiet so beeinflusst, dass es zu einer Abnahme von Stress kommt. Wissenschaftliche Studien, die von unabhängigen Forschern in den letzten Jahrzehnten in Städten auf der ganzen Welt durchgeführt wurden, haben gezeigt: Wenn nur 1 % der Bevölkerung dieser Städte die Transzendentale Meditation praktiziert, führt der Stressabbau zu Phänomenen wie einem Rückgang Unfallquote und der Verkehrstoten, zu einer niedrigeren Kriminalitätsrate, zu weniger Gewalt und einer geringeren Zahl von Krankenhauseinweisungen.

Darüber hinaus haben diese Studien ergeben: Wenn das fortgeschrittene TM-Sidhi-Programm von einer Gruppe von Menschen gemeinsam praktiziert wird, die Gehirnwellen der gleichen Frequenz – sogenannte Gehirnwellenkohärenz – erzeugen, kann bereits die Quadratwurzel von 1 % der Bevölkerung ihre Umgebung auf gleiche Weise beeinflussen. Die Wirkung der Kohärenz kann durch eine Soldatentruppe veranschaulicht werden, die über eine Hängebrücke marschiert. Wenn dreißig Soldaten die Brücke einzeln überqueren, haben sie keinen besonderen Einfluss auf die Brücke; marschiert die gleiche Anzahl von Soldaten aber im Gleichschritt über die Brücke, bringen sie die Brücke so zum Schwingen, dass sie einbrechen kann. Die physische Wirkung des rhythmischen Gleichschritts ist viel größer als die Summe der Trittenergie.

Eine Gruppe von Meditierenden setzt im kollektiven Bewusstsein der Bevölkerung die schöpferische Energie und die Läuterung frei, die notwendig sind, um die hemmenden Auswirkungen der Selbstbezogenheit, des unwirklichen Selbst, abzuwerfen. Größere Feinfühligkeit, Liebe und Verständnis, Sensibilität und Achtsamkeit, Vergebung und Großzügigkeit – allesamt soziale Tugenden – folgen dann ganz natürlich zum Nutzen nicht nur der Meditierenden, sondern aller um sie herum. Die TM-

Lehrer erklären dies mit dem Abbau von Negativität und Stress im kollektiven Bewusstsein.

In dieser Hinsicht wird der Christ, der die Transzendentale Meditation praktiziert, in die Lage versetzt, die christliche Mission zu erfüllen: Gottes Reich der Gerechtigkeit, der Liebe und des Friedens zu manifestieren und in dieser Welt zu verwirklichen.

Seit Januar 1987 wurde die Transzendentale Meditation in 31 Gefängnissen des westafrikanischen Landes Senegal bei Häftlingen (11.000) und Bediensteten (900) eingeführt. Die Auswirkungen wurden von Oberst Mamadou Diop, Direktor der Strafvollzugsverwaltung, dokumentiert:

Häftlinge
* Sofortige Verbesserung des Schlafs – weniger Schlaflosigkeit,
* Sehr starker Rückgang von Reizbarkeit und Aggressivität,
* Mehr Vertrauen in sich selbst und in die Zukunft,
* Verbesserung der Beziehungen zwischen den Gefangenen,
* Verringerung der Zahl der Diebstähle,
* Verbesserung der Gesundheit,
* Deutlicher Rückgang des Drogenkonsums.

Personal
* Mehr Sorge um die Gefangenen,
* Mehr Selbstbeherrschung,
* Größere Gewissenhaftigkeit,
* Bessere Gesundheit,
* Weniger Fehlzeiten und Verspätungen.

Gefängnis als Ganzes
* Fast vollständige Einstellung der Kämpfe zwischen Gefangenen,
* Deutlicher Rückgang der Regelverstöße,
* Rückgang der Zahl der Ausbruchsversuche,
* Starker Rückgang der Zahl der Arztbesuche.

Im Senegal konnte man vor der Einführung der TM davon ausgehen, dass etwa 90 % der entlassenen Gefangenen innerhalb eines Monats ins Gefängnis zurückkehren würden. Sechs Monate nach einer Amnestie im Juni 1988, als 2.390 Gefangene entlassen wurden, waren jedoch nur 200 wieder im Gefängnis, und von diesen waren 80 % Nicht-Meditierende.

Meditation im Leben von Jesus

Nirgendwo in der Bibel finden wir Anweisungen, wie man meditieren soll. Aber können wir aus dieser Tatsache schließen, dass Jesus nicht in irgendeiner Form meditierte? Und wenn nicht ausdrücklich erwähnt wird, dass Jesus meditiert hat, berechtigt uns das, daraus zu schließen, wie es einige Christen tun, dass eine Praxis wie die Transzendentale Meditation von Christen nicht praktiziert werden sollte?

Das meiste, was wir über das tägliche Leben von Jesus wissen, haben wir aus den vier Evangelien. Die Evangelien waren allerdings keineswegs Tagebücher seines Lebens oder gar Biographien – und hatten sicherlich nicht die Absicht, alles über ihn zu berichten –, sondern sind Berichte über seine Lehren und Taten, die viele Jahre später geschrieben wurden, um seine Botschaft an bestimmte Leser zu vermitteln.

Ganz am Ende seines Evangeliums schreibt Johannes: »Es gibt noch vieles anderes, was Jesus getan hat. Wenn man das alles im Einzelnen aufschreiben wollte, könnte die ganze Welt die darüber geschriebenen Bücher nicht fassen.«

Um also etwas über seinen Alltag zu erfahren, was nicht ausdrücklich erwähnt wird, müssen wir genauer analysieren, was wir aus den Evangelien insgesamt wissen. Was können wir über seine eigene meditative Praxis herausfinden, und was hat er gelehrt?

Jesus sprach Aramäisch. Das war die Sprache seiner Anhänger und der Menschen, die er ansprach. Tatsächlich war es zu seiner Zeit die gängige Verkehrssprache im Nahen Osten.

Heute nehmen immer mehr Bibelforscher des Nahen Ostens an, dass die Evangelien ursprünglich auf Aramäisch verfasst wurden – wenn nicht alle, so zumindest das Matthäus-Evangelium.

Dies ist deshalb wichtig, weil die aramäischen Texte der Denkweise Jesu viel näher stehen als die uns überlieferte griechische Fassung und eine mystische Tiefe in den Aussagen Jesu offenbaren, die in unseren westlichen Übersetzungen nicht mehr erkennbar ist. Die aramäischen Texte zeigen eine ganzheitlichere Sicht des Kosmos und unterscheiden zum Beispiel weniger zwischen »Körper«, »Geist« und »Seele« als der griechische Text. Der Aramäisch-Experte Neil Douglas-Klotz schreibt: »Im

Aramäischen ist der Himmel kein metaphysisches Konzept mehr, sondern stellt das Bild von Licht und Klang dar, das die gesamte Schöpfung durchstrahlt«.

Jesus der Meditierende

Außer seiner treuen Befolgung der jüdischen Religionspraktiken seiner Zeit – wöchentliches Beten in der Synagoge, gelegentliche Tempel besuche in Jerusalem, Fasten, religiöse Rituale im Haus – wissen wir, dass er sich gerne allein in die Berge zurückzog und »die ganze Nacht im Gebet verbrachte«. Sechs solcher Begebenheiten werden erwähnt, aber es muss noch viel mehr gegeben haben.

Was wissen wir über eine meditative Tradition unter den Juden zur Zeit Jesu? Der Talmud (eine Sammlung von Kommentaren zum jüdischen Religionsgesetz, die einige Jahrhunderte nach Jesus entstand) spricht über die Art des Gebets der Weisen und erwähnt, dass ihre Gebetszeit mit einer Stunde der Stille begann. (Das verwendete Verb war *shohim* mit der Bedeutung »verharren« oder »sein«).

Wir können nicht ausschließen, dass Jesus in jenen »verborgenen« Jahren vor seiner dreijährigen Predigertätigkeit eine Form östlicher Meditation erlernte. Schließlich lag Palästina an der Handelsroute von Ost nach West, und eine Reihe seiner Gleichnisse lassen ihre Parallele in der frühen östlichen Literatur erkennen.

Noch aufschlussreicher ist die Wirkung, die ein Leben der Meditation auf ihn hatte: Er war eindeutig ein erleuchteter Mensch. Wir bemerken seine völlige Ungebundenheit, seine Zielstrebigkeit bei der Verfolgung der Mission, von der er glaubte, dass Gott sie ihm übertragen hatte, sein selbstloses Lieben und Dienen, seinen scharfen Verstand, seinen Gleichmut, wenn er herausgefordert wurde, seine Furchtlosigkeit und seinen tiefen Frieden.

Dies sind in der Tat Merkmale der Erleuchtung, die von den Weisen aller Kulturen und Traditionen erwähnt werden und über die wir zum Beispiel im Tao Te King, in der Gita und im Hadith lesen können. Und dann waren da noch seine besonderen Kräfte: Vermehrung von materiellen Dingen, Macht über Stürme, Gehen auf dem Wasser, körperliche und geistige Heilung.

Wir Christen haben uns so daran gewöhnt, Jesus als göttlich zu betrachten, dass wir leicht die Tatsache verdrängen, dass er ganz und gar Mensch war. Seine Erleuchtung und seine außergewöhnlichen Kräfte bekam er nicht, weil er Gott war, sondern weil er ein voll entwickelter Mensch war. Wenn wir aufgerufen sind, Jesus nachzufolgen, dann deshalb, weil jeder von uns eingeladen ist, wie der heilige Paulus es ausdrückt: »… zum vollkommenen Menschen zu werden und Christus in seiner vollendeten Gestalt darzustellen.« (Eph 4,13)

Im zweiten Jahrhundert nach Jesus schrieb der heilige Irenäus: »Unser Herr Jesus Christus ist durch seine transzendente Liebe das geworden, was wir sind, damit wir das werden, was er ist«. Und zwei Jahrhunderte später wurde dies vom heiligen Athanasius, einem Bischof und großen christlichen Gelehrten, aufgegriffen: »Er wurde Mensch, damit wir Gott werden können.«

Diese frühen Christen verstanden – vielleicht klarer als wir – die fantastische Tatsache, dass wir das Potenzial haben, auch göttlich zu werden. Es war Jesus selbst, der sagte: »Ich bin gekommen, damit sie das Leben haben – das Leben in seiner ganzen Fülle.« (Johannes 10,10) Und auch: »Wer an mich glaubt, wird die gleichen Taten vollbringen wie ich – ja sogar noch größere.« (Johannes 14,12)

Die Lehre Jesu

In den vier Evangelien wird nirgends erwähnt, dass Jesus eine Meditationstechnik lehrte. Daraus können wir aber nicht schließen, dass er dies nicht tat. Er hat gewiss viel über das innere Leben und die Bedeutung seiner Entwicklung gesprochen.

Wir stellen fest, dass er den Menschen die Lehren anbot, die sie bereit waren zu hören und anzunehmen. Der breiten Öffentlichkeit vermittelte er grundlegende ethische Normen, die sie in die Lage versetzen sollten, mehr in Übereinstimmung mit Gottes Plan für die Menschheit zu leben (den er als das Reich Gottes bezeichnete). Dazu verwendete er meist Gleichnisse (Mt 13,34), die jeder Zuhörer auf seiner eigenen Bewusstseinsebene verstehen konnte. Einigen wenigen Auserwählten, seinen Jüngern, vermittelte er ein höheres Wissen. »Euch ist es gegeben, die Geheimnisse des Reiches Gottes zu erkennen. Zu den anderen Menschen aber wird nur in Gleichnissen geredet.« (Lk 8,10) Markus schreibt: »Durch viele solche Gleichnisse verkündete er ihnen das Wort, so wie sie es aufnehmen konnten. Er redete nur in Gleichnissen zu ihnen; seinen Jüngern aber erklärte er alles, wenn er mit ihnen allein war.« (Mk 4,33-34)

Unter den Aposteln erhielten Petrus, Jakobus und Johannes eine weitergehende Unterweisung und durften auf dem Berg Tabor eine mystische Erfahrung machen: das Ereignis, das wir Verklärung nennen (Mt 17,1-9). Jesus sagte sogar: »Gebt das Heilige nicht den Hunden und werft eure Perlen nicht vor die Säue!« (Mt 7,6)

Da die Evangelisten und Paulus für die breite Öffentlichkeit schrieben, enthalten ihre Schriften keine der persönlichen Anweisungen, die die Jünger erhielten. Als die junge Kirche wuchs, schuf sie einen einheitlichen Lehrkodex, der für die breite Masse bestimmt war. So wurden die Ethik, die Rituale und Dogmen der Kirche mit denen von Jesus identifiziert, und es ist entschuldbar, wenn wir glauben, er hätte nie den Weg zu höherer Spiritualität gelehrt.

Aber schon die ersten Worte der Predigt Jesu, wie sie im Markusevangelium (Mk 1,15) aufgezeichnet sind, sagen uns: »Die Zeit ist reif und das Reich Gottes ist nahe herbeigekommen. Tut Buße und glaubt an die Frohe Botschaft.«

Das Wort »Buße« ist eine Übersetzung des griechischen Wortes *metanoia* (unsere Übersetzungen beruhen auf den griechischen Evangelientexten) und wird oft übersetzt mit »bereuen«, »sich schuldig fühlen« oder »Buße tun«.

Wörtlich bedeutet *metanoia* jedoch in etwa »Umdenken, Sinneswandel, Umkehr des Denkens«. Jesus gebraucht den Ausdruck hier aber in einem noch tieferen Sinn als wir in unserer Alltagssprache. Er meint: »Ändert eure Geisteshaltung, eure Einstellung, euer Paradigma, ändert eure Bewusstseinsebene«.

Tatsächlich bedeutet das Wort »den Geist überschreitend« (so wie »Metaphysik« bedeutet »die Physik überschreitend«), was wir übersetzen könnten als »transzendieren« (lateinisch »*transcendere* überschreiten«). Dies wird durch die Worte Jesu zu dem jüdischen Führer Nikodemus bestätigt: »Wenn jemand nicht von neuem geboren wird, kann er das Reich Gottes nicht sehen.« (Johannes 3,3)

Der Bewusstseinswandel muss so grundlegend sein, dass wir »von neuem geboren«, also in einer völlig neuen Dimension leben. Nur so werden wir zu Menschen des Reiches Gottes, die den Himmel auf Erden leben können.

Meditation: Ein Mittel zum Wachstum für Christen

Dieser Titel soll nicht den Eindruck erwecken, Transzendentale Meditation sei vor allem für Christen und weniger für andere geeignet. Wir sagten bereits, dass es sich um eine natürliche, geistige Technik handelt und nicht um eine religiöse Übung. Aber es gibt eine Reihe vorgefasster Meinungen über Meditation – im nicht-religiösen Sinne wie zuvor beschrieben –, die bei manchen Christen Zögern oder gar Misstrauen hervorrufen. Vier davon wollen wir uns ansehen, bevor wir die Vorteile betrachten, die die Praxis empfehlenswert macht.

Erstens behagt es manchen nicht, dass diese Meditationstechnik aus dem Osten und weder aus dem Westen noch aus der Bibel stammt. Dabei vergessen wir, dass es schon immer eine rege Assimilation zwischen den Kulturen gegeben hat – vor allem heute, wo die weltweite Kommunikation so einfach ist. Im Nahen Osten – der Wiege des Christentums – kreuzten sich schon immer die Handelsrouten zwischen Ost und West und Nord und Süd, was den Austausch von Ideen förderte. Einige Bibeltexte stammen eindeutig aus »heidnischen« Quellen und wurden trotzdem verwendet, um eine theologische Wahrheit zu veranschaulichen.

Der von Paulus oft zitierte Satz »Denn in ihm leben, weben und sind wir« (Apostelgeschichte 17,28) stammt aus einem weltlichen Text, den einige dem Dichter Epimenides aus dem 6. Jahrhundert vor Christus zuschreiben. Manche Passagen im Alten Testament stammen aus den Upanischaden.

Im ersten und zweiten Jahrhundert nach Christus gab es in Alexandria (Ägypten) mit Sicherheit hinduistische und buddhistische Mönche, die wahrscheinlich die jungen christlichen Gemeinden dort beeinflusst haben.

Ein Großteil der christlichen Mystik wurde vom Osten beeinflusst, und ein Großteil des irischen Christentums hat seinen direkten Ursprung in der vedischen Tradition. Ich glaube, die Transzendentale Meditation hat keineswegs zu einem Bruch mit meinen eigenen Ursprüngen geführt, sondern hat vielmehr mein theologisches Verständnis erweitert und bereichert.

Pater Sean O'Conchuir Societas Jesu
Ein irischer Jesuitenpriester

Wir können kaum etwas Besseres tun, als dem Rat von Paulus an die neuen Christen in Thessaloniki zu folgen: »Lasst den Geist Gottes ungehindert wirken! Verachtet prophetische Botschaften nicht! Prüft alles und behaltet das Gute!« (1 Thess 5,19-21)

Ein zweiter Einwand ergibt sich aus der Beziehung zwischen TM und Gebet, (die wir im nächsten Kapitel näher erörtern.) Wie kann eine Übung, die an sich keine Form des Gebets ist, unsere Spiritualität fördern? Die Frage stellt sich nur, wenn wir das Spirituelle vom Mentalen oder Physischen in unserem Leben trennen. Mit einem ganzheitlichen Verständnis des Lebens erkennen wir, dass alles, was unser menschliches Potenzial entwickelt – körperliche Übungen, Studium usw. –, auch einen spirituellen Wert hat, weil es uns hilft, zu dem vollwertigen Menschen zu werden, als den Gott uns geschaffen hat.

Ein dritter Grund, warum einige Christen Angst haben, die TM zu praktizieren, ist die Befürchtung, ihr Geist würde dadurch leer, und dann drohten böse Geister, ihn zu besetzen.

Bei der TM-Praxis wird der Geist keineswegs geleert. In der Tat kann der Geist unmöglich aufhören zu denken. Es liegt in seiner Natur zu denken, genauso wie das Herz von Natur aus Blut pumpt.

Was während der Transzendentalen Meditation geschieht ist, dass die Gedanken allmählich feiner werden, weniger ausgeformt, subtiler und friedvoller. Und weil das Mantra die geistige Aktivität verfeinert, macht sich ein Gefühl der Ruhe und der Einheit breit. Keine Geister, weder böse noch gute, können je ohne unsere Zustimmung von unserem Geist Besitz ergreifen.

Zu keinem Zeitpunkt verlieren wir die Kontrolle; wir nehmen weiterhin äußere Geräusche wahr und können die Meditation in jedem gewünschten Augenblick beenden. Es besteht also keine Gefahr, dass jemand fremdes von unserem Geist Besitz ergreift. TM ist in keiner Weise mit Hypnose oder Spiritismus zu vergleichen.

>*In der ernsthaften Übung der mystischen Kontemplation verlassen wir die Sinne und die Operationen der Verstandes und alle Dinge, die die verstandesmäßigen Sinne wahrnehmen können, bis wir uns durch dieses Nichtwissen zur Vereinigung mit Ihm erheben, der über allem Sein und allem Wissen steht; das heißt, sich durch absolute Loslösung von sich selbst und allen Dingen, entkleidet von allem*

und frei von jedem Hindernis zu jenem Strom
göttlichen Glanzes zu erheben, der aus dieser
inneren Dunkelheit hervorgeht.«

Diese Worte wurden im fünften oder sechs-
ten Jahrhundert von einem Mönch in Syrien
verfasst, der unter dem Pseudonym Dionysios
Areopagites schrieb. Seine Werke wurden im
siebten Jahrhundert ins Lateinische übersetzt
und genossen in der christlichen Kirche des
Westens großes Ansehen, da sie von Theologen
und Mystikern als spirituelle Autorität zitiert
wurden. Seine Schriften sind tatsächlich von der
indischen Metaphysik beeinflusst.

Ein vierter Grund für das Zögern mancher
Laienchristen ist, dass Meditation und Kontemplation in der westlichen Welt jahrhundertelang
als ausschließlich für Mönche und Nonnen bestimmt galt, die »sich aus der Welt zurückgezo-
gen haben« und in Klöstern und Stiften leben.
Ihre Loslösung von den alltäglichen Sorgen des
normalen Lebens, ihr Fasten, ihre Bußübungen
und andere asketische Praktiken wurden als Vo-
raussetzung für den Eintritt in höhere Bewusstseinszustände angesehen, die von spirituellen
Autoren als mystisch bezeichnet wurden. Wir
Normalsterblichen hatten einfach keine Chance.

Man riet uns nur, »unsere Gebete zu sprechen«. Seltsam, wenn man bedenkt, dass dieselben spirituellen Autoren uns versicherten, nach dem Tode sei unser aller ewiges Schicksal ein Zustand der Einheit und des Gottesbewusstseins – oder, wie sie es ausdrückten, der »Kontemplation Gottes«. Wenn wir uns dann wirklich daran erfreuen können, sollten wir nicht schon jetzt ermutigt werden, uns in die richtige Richtung zu bewegen, um einen Vorgeschmack zu erhalten?

Erst in unseren Tagen wächst in uns – unter dem Einfluss eines sich weiter entwickelnden globalen Bewusstseins – die Erkenntnis, dass es nicht nur einigen wenigen sogenannten »Kontemplativen« vorbehalten ist, höhere Bewusstseinszustände zu erfahren, sondern dass dies ein natürlicher Prozess der menschlichen Natur ist, der jedem von uns offen steht.

Diese globale Bewusstseinsentwicklung ist das Anzeichen, dass wir in eine neue Stufe der menschlichen Evolution eintreten. Die großen Schritte der Entwicklung unseres Universums gingen bisher von der Materie zum pflanzlichen, tierischen und schließlich zum intelligenten menschlichen Leben. Dieser neue Schritt, dessen Anfänge wir in unserer Lebenszeit miterleben, ist ein Durchbruch, der nicht mehr physisch, sondern psychisch ist – die Evolution des menschlichen Geistes.

Dieser Prozess wird dadurch beschleunigt, dass immer mehr Menschen beginnen, ihre gottgegebenen geistigen Fähigkeiten – die zu 90 % schlummern – zu entwickeln, indem sie die bekannten drei Bewusstseinszustände Schlafen, Träumen und Wachen transzendieren und höhere Zustände erfahren, die ihnen neue Kräfte und Fähigkeiten eröffnen. Wir erleben den Beginn des Zeitalters der Transzendenz.

Dieses Zeitalter bringt mit sich die Suche nach Ganzheit, nach innerem Frieden, Glück und dem Gefühl der Erfüllung im Leben. Dies streben einige innerhalb, andere außerhalb eines religiösen Kontextes an. Als das wichtigste Mittel zur Erreichung dieses Ziels wird zunehmend die Meditation angesehen.

Glücklicherweise erkennen allmählich immer mehr Menschen der etablieren Kirchen, dass jede Übung, gleich welchen Ursprungs, die uns ein erfüllteres Leben schenkt, uns gleichzeitig befähigt, ein besserer Christ zu sein.

Christen haben mich manchmal nach der Bedeutung der TM (und anderer Formen der

Meditation) für ihren Glauben gefragt; und ich
habe geantwortet, dass alles, was das menschli-
che Potenzial entwickelt, auch den christlichen
Glauben entwickeln sollte, vorausgesetzt, dieser
Glaube ist lebendig und wird durch die Heili-
ge Schrift und die Liturgie genährt. Ich meine,
wenn das menschliche Potenzial gestärkt wird,
kann auch die Gesamtheit des Engagements für
Christus vertieft werden.

Pater William Johnston, ein Jesuit,
in seinem Buch »Silent Music«

Da Meditation eine ganzheitliche Übung ist, die
dem ganzen Menschen körperlich, geistig und
seelisch zugutekommt, sind ihre Früchte die
des Heiligen Geistes, wie sie Paulus aufzählt:
»Liebe, Freude und Frieden; Geduld, Freund-
lichkeit und Güte; Treue, Nachsicht und Selbstbeherrschung.« (Gal 5,22) Hunderte von wissenschaftlichen Forschungsarbeiten sowie die
Erfahrung von Millionen von Menschen aller
Glaubensrichtungen, Kulturen und Rassen auf
der ganzen Welt haben bestätigt, dass dies genau die Ergebnisse sind, die sich aus der Transzendentalen Meditation ergeben.

Immer mehr Christen spüren heute, dass es
in ihrem religiösen Leben mehr geben sollte als

Kirchgang, gute Werke und wohltätige Spenden. Die fehlende Dimension ist die »Seele« des religiösen Lebens – das, was ihm Sinn verleiht. Religion kann leicht zu einer bloßen Befolgung äußeren Praktiken werden. Das war bei den Juden zur Zeit Jesu der Fall, und darum wies er sie immer wieder darauf hin, dass sie ohne die innere Dimension den wahren Sinn der Religion verloren hatten.

Das meinen Theologen heute, wenn sie sagen, Jesus sei gekommen, um uns von der Religion zu befreien: von einer rein äußerlichen Routine, als ob wir Gottes Gunst durch unsere guten Taten oder durch peinlich genaue Befolgung von Regeln gewinnen könnten. Jesus sagte zu seinen jüdischen Zeitgenossen: »Aber die Stunde kommt und ist schon da, zu der die wahren Beter den Vater anbeten werden im Geist und in der Wahrheit.« (Joh 4,23)

Seit den 1960er Jahren haben viele Geistliche, Nonnen und sogar einige Bischöfe die TM erlernt und praktiziert. Sie wird in Klöstern, Konventen und Seminaren gelehrt, zum großen geistigen Nutzen aller.

Transzendentale Meditation und Gebet

Wir haben bereits gesagt, dass die Transzendentale Meditation, wie sie im Osten praktiziert wird, eine natürliche, geistige Übung zur Entwicklung eines erweiterten Bewusstseins ist und keine Form des Gebets, wie das Wort »Meditation« in christlichen Kreisen im Westen verwendet wird. Hat sie dann also keinerlei Beziehung zu dem, was Christen unter Gebet verstehen?

Was Christen als Gebet betrachten, ist – vereinfacht gesagt – eine bewusste Kommunikation mit Gott. Das bedeutet mehr, als nur zu Gott zu sprechen, Gott um die Erfüllung unserer Bedürfnisse zu bitten oder, wie wir es im öffentlichen Gottesdienst tun, Gott zu loben.

Eine viel tiefere Ebene des Gebets als diese ist es, bewusst in der Gegenwart Gottes zu leben und zu spüren, dass Gott im Zentrum unseres Seins gegenwärtig ist. Diese tiefere Form des Gebets – die im christlichen Vokabular Kontemplation genannt wird – wurde von den Mystikern als »das Gebet der Stille« bezeichnet: eine Form des stillen Betens, das keine Worte braucht, aber dennoch der Gegenwart Gottes in der Tiefe unseres Seins achtsam gewahr ist. Ähnlich der wortlosen Kommunikation zwischen Mutter und Baby, wenn sich beide in Stille und Liebe anschauen. Im Gebet ist die Gegenwart Gottes, die wir in Liebe spüren, der Ruhepol unseres Seins.

Die Technik der Transzendentalen Meditation ermöglicht es dem Geist, mit diesem tiefsten Zentrum unseres Seins in Kontakt zu treten. Wenn jemand diese Reise nach innen unternimmt und glaubt, dass er in diesem tiefsten Zentrum Gott findet, der dort lebendig ist, dann ist dessen Meditation tatsächlich ein Gebet, und zwar die reinste Form des Gebets.

Der Jesuit William Johnston sagt in seinem Buch »Silent Music – The Science of Meditation«: »Was Meditation religiös oder nicht-religiös macht, ist der Sinn für Werte und die eigene Motivation. Mit anderen Worten, was die Praxis der Transzendentalen Meditation für einen Christen zu einer Form des Gebets macht, ist der Wunsch, in die tiefste Form der Kommunikation mit Gott einzutreten. Dieser Wunsch muss nicht jedes Mal, wenn man mit der Meditation beginnt, bewusst geäußert werden. Es ist vielmehr besser, das nicht zu tun. Der Versuch, diese oder jene Haltung gegenüber der eigenen TM-Praxis einzunehmen, kann die Unschuld und damit die Natürlichkeit und Wirksamkeit der Technik beeinträchtigen. Es genügt, den Geist umfassend auf Gott auszurichten. Das nennen spirituelle Autoren die ›grundlegende Option‹, sich für Gott zu entscheiden.«

> *Ein Christ, der mit TM beginnt und dessen Vision und Motivation durch seinen Glauben belebt werden, erkennt durch diesen Glauben, dass er sich auf einen Weg des sehr reinen Gebets begibt. Er lässt alles hinter sich, alle seine Gedanken, Gefühle und Wünsche, um in Gott einzutreten. Selbst wenn er in einem bestimmten Fall nicht wirklich transzendiert und den vierten Bewusstseinszustand erfährt, so ist seine Motivation, seine Hinwendung zu Gott doch ein sehr erholsamer und schöner Zustand der Kontemplation, der kontemplativen Vereinigung mit Gott.*
>
> Zisterziensermönch Basil Pennington
> in seinem Buch »Daily we Touch Him«.

Unsere grundsätzliche Option für Gott bestimmt den religiösen oder nicht-religiösen Wert von allem, was wir tun, nicht nur von TM. Unsere Nahrungsaufnahme, Arbeit, Freizeitgestaltung, unsere Beziehungen – all das kann ein Akt der Hingabe an Gott sein, je nach unserer Einstellung.

Unsere Einstellung wiederum hängt von unserem Bewusstseinszustand ab. (Mit »Einstellung« ist keine »Stimmung« gemeint, sondern die spontane, natürliche Art und Weise, an etwas heranzugehen.) Mit der Entwicklung des Bewusstseins ändert sich auch unsere Einstellung. Durch Transzendentale Meditation erweitert sich das Bewusstsein und die Einstellungen werden spontan lebensfördernder und evolutionärer.

Da TM das Bewusstsein entwickelt, werden die Menschen mit der Zeit spontan religiöser. Es kommt immer wieder vor, dass Menschen, die mit TM begonnen haben und ursprünglich keinen religiösen Hintergrund oder keine religiöse Neigung hatten, sich zu ihrer eigenen Tradition hingezogen fühlen und das Gefühl haben, dass ihre Meditation sie tatsächlich Gott näher bringt.

Das ist ein weiterer Grund, warum TM nicht im Zusammenhang mit einer Religion gelehrt wird. TM vermittelt die Erfahrung, und die Menschen stellen fest, dass sie spontan religiöser werden, egal welcher Religion sie angehören. In den jüdischen Schriften, die wir Christen als das Alte Testament bezeichnen, finden wir mehrere Hinweise auf eine stille, bewusste Form des Gebets. Zum Beispiel:

> *Sei still vor dem Herrn und harre auf ihn. (Ps. 37:7)*
>
> *Seid still und erkennet, dass ich Gott bin. (Ps. 46,10)*
>
> *Seid still vor dem Herrn, denn des Herrn Tag ist nahe; denn der Herr hat ein Opfer bereitet und seine Gäste dazu geladen. (Zeph. 1,7)*

Manchmal wird von Christen, die jeder Meditationspraxis aus dem Osten misstrauisch gegenüberstehen, eingewandt, dass die Mantras aus den vedischen Schriften, die während der Technik der Transzendentalen Meditation innerlich wiederholt werden, die Namen hinduistischer Götter seien und dass man damit unwissentlich zu hinduistischen Göttern bete. Tatsächlich handelt es sich bei den Mantras nicht um die Namen hinduistischer Götter, sondern um Klänge aus der vedischen Tradition, die sich für den Prozess des Transzendierens eignen.

Dieser Einwand beruht auf einem grundlegenden Missverständnis über das Wesen des

Gebets. Beten ist ein Akt des Willens, also kann keiner sozusagen aus Unwissenheit zu Gott (oder zu Göttern) beten, ohne es zu wollen. Wenn ein Pygmäe im Ituri-Wald in Zentralafrika umherwandert und den Namen Jesus rezitiert, ohne dessen Bedeutung zu verstehen, dann betet er weder zu Jesus noch ruft er dessen Macht an.

Auch wird manchmal fälschlicherweise angenommen, dass das Mantra in der Transzendentale Meditation rezitiert würde. Auch das ist nicht der Fall. Das Mantra wird als Hilfsmittel benutzt, um den Geist zur Ruhe kommen zu lassen. Sobald der Geist in transzendentales Bewusstsein eintaucht, verschwindet das Mantra aus dem Geist, so wie wir aus einem Fahrzeug aussteigen, sobald wir am Ziel der Reise angekommen sind. Das vedische Mantra, das in der Transzendentalen Meditation verwendet wird, ist nur ein Klang, eine Lautschwingung, die wir mit keinerlei Bedeutung verbinden.

Jeder Klang hat bekanntlich irgendeine Wirkung auf den Geist, sei sie positiv oder negativ. Ein Fingernagel, der über eine Tafel kratzt, verursacht ein Quietschen, das uns erschauern lässt; der Klang einer Flöte dagegen beflügelt und beruhigt uns. Je feiner oder abstrakter die

Ebene einer Schwingung, desto stärker ist ihr Einfluss. Daher wählten die vedischen Gelehrten als Mantras Klänge aus, die während des gesamten Vorgangs des Transzendierens eine positive Wirkung für den Einzelnen und die Umgebung haben.

Ein Mantra ist nichts anderes als ein Mittel, das den Geist befähigt, den Denkprozess zu transzendieren, um den Zustand völliger innerer Stille – transzendentales Bewusstsein – zu erfahren.

> *Bevor ich mit TM begann, war Meditation für mich eine ziemlich ernsthafte Suche. Morgens verbrachte ich damit bis zu zwei volle Stunden, und am Ende dieser Zeit war ich ungefähr so weit, wie ich jetzt nach ein bis zwei Minuten TM bin. Danach können Sie selbst beurteilen, welch immenser Segen diese einfache Technik für mich war und wie dankbar ich dafür bin.*
>
> **Pfarrer Sean O'Conchuir Societas Jesu**

Meditation: Ein Schlüssel zum Reich Gottes

Der Kern der Botschaft Jesu in den allzu kurzen drei Jahren, in denen er an die Öffentlichkeit trat, war nicht, wie oft angenommen wird, eine neue Religion – die wir heute Christentum nennen –, sondern eine neue Lebensweise. Es war kein Zufall, dass seine Jünger in ihren ersten Tagen als Anhänger des Weges bekannt waren. Er führte ein neues Wertesystem ein, das in seiner Bergpredigt in den »acht Seligkeiten« zusammengefasst wurde.

Er nannte dieses neue Zeitalter, das er einläutete, »Himmelreich«, ein Ausdruck, der heute nur noch in kirchlichen Kreisen Bedeutung hat, aber seinen jüdischen Mitbürgern, die seine Zuhörer waren, sehr viel bedeutete.

Der Kern seiner Reich-Gottes-Lehre, die eine neue Art zu leben vorschlägt, dreht sich um Beziehungen. Was er über Beziehungen, über die Gesellschaft, über die Ausübung von Autorität, über den Wert selbst der niedrigsten Person sagte, war so revolutionär, dass er als Friedensstörer hingerichtet wurde. Er schlug vor, dass Männer und Frauen eine persönliche, individuelle Beziehung zu Gott haben sollten, die so innig sein sollte, dass Gott als der liebende Vater eines jeden verstanden wird. Im heutigen wissenschaftlichen Jargon würden wir sagen, dass dies ein religiöser Paradigmenwechsel war. Bis dahin war der Gott seiner Zuhörer als ein Stammesgott verstanden worden, mit dem das jüdische Volk, das sich als auserwähltes Volk betrachtete, einen Bund geschlossen hatte. Ihr Gott war so furchteinflößend, dass sein Name nicht laut ausgesprochen werden durfte.

Was Jesus tat, war, die Menschen zu einem neuen Bewusstsein ihrer Beziehung zum Göttlichen zu erwecken und, als logische Konsequenz, zu einer neuen Ebene der Beziehung untereinander. Wie können meine Nächsten und ich Gott als unseren vertrauten Vater akzeptieren, wenn wir uns nicht gleichzeitig gegenseitig wie Brüder und Schwestern verhalten?

Paulus erkannte, dass die Gegenwart Jesu in der Welt die Menschheit einen großen Schritt vorwärts brachte – einen evolutionären Sprung, würden wir heute sagen, hin zu unserer endgültigen Bestimmung, mit der Gottheit vereint zu sein. »Gott wollte dem Volk offenbaren, was dieses reiche und herrliche Geheimnis ist, das er für alle Völker hat. Und das Geheimnis ist: Christus ist in euch. Denn in ihm wohnt die ganze Fülle der Gottheit, in seiner Menschheit, und ihr habt in der Vereinigung mit ihm das volle Leben erhalten.« (Kol 1,27; 2,9-10)

Das Jesus-Ereignis war nicht nur ein großer Fortschritt für die Menschheit, sondern es kam auch genau zum richtigen Zeitpunkt. Seit Tausenden von Jahren hatte der menschliche Geist das, was wir heute ein religiöses Leben und sein Verständnis von geistigen Dingen nennen würden, immer weiter vertieft.

In den zweitausend Jahren vor der Geburt Jesu durchlief das jüdische Volk einen Prozess der Verfeinerung seines Gottesverständnisses – von der Vorstellung vieler Götter über die Idee, dass ihr Gott der übergeordnete Gott ist, bis hin zu dem Verständnis, dass es nur einen Gott gibt – sodass jetzt der Zeitpunkt gekommen war, an dem es für den nächsten Schritt in dieser Entfaltung des göttlichen Geheimnisses durch Jesus bereit war.

Wir könnten uns fragen: Wie viele von uns sind heute, zweitausend Jahre später, reif genug, um die Botschaft Jesu von ganzem Herzen anzunehmen?

Sehr wenige. Die Menschheit ist geistig noch nicht ausreichend entwickelt.

Was in der Bibel deutlich wird, ist die Erkenntnis, dass sich die Menschheit auf einer Reise befindet. Es gibt einen Anfang und ein Ende, nicht nur für die Menschheit, sondern für den ganzen Kosmos. Ich habe die folgenden Worte von Paulus bereits in einem früheren Kapitel zitiert, aber es ist gut, sie in diesem Zusammenhang noch einmal zu lesen.

»Durch den Reichtum seiner Gnade hat er uns mit aller Weisheit und Einsicht reich beschenkt und hat uns das Geheimnis seines Willens kundgetan, wie er es gnädig im Voraus bestimmt hat: Er hat beschlossen, die Fülle der Zeiten heraufzuführen, in Christus alles zu vereinen, alles, was im Himmel und auf Erden ist.« (Eph l,7–10)

Wissenschaftler haben die Etappen dieser Reise vom Urknall an beschrieben. Nur sehr wenige Theologen würden heute nicht zustimmen, dass die Reise in evolutionären Schritten erfolgt ist. Die Wissenschaftler können uns zwar sagen, wann und wie die Schöpfung begonnen hat und welche Entwicklungsstufen sie durchlaufen hat, aber sie können uns nicht sagen, warum. Das ist das Gebiet der Theologen. Jahrhundertelang sind die Studien von Wissenschaftlern und Theologen parallel verlaufen, wobei sie sich gegenseitig misstrauten.

Doch in der zweiten Hälfte des 20. Jahrhunderts haben sich beide Seiten auf bemerkenswerte Weise angenähert – aus einer Vielzahl von Gründen, die hier nicht näher erläutert werden können –, sodass sich ihre Wege nun annähern, wobei beide anerkennen, dass sie dieselben Phänomene untersuchen, wenn auch aus unterschiedlichen Perspektiven.

> *Die gegenwärtigen Entwicklungen in der Wissenschaft stellen die Theologie vor weitaus größere Herausforderungen als die Einführung von Aristoteles in Westeuropa im dreizehnten Jahrhundert. Doch diese Entwicklungen bieten der Theologie auch eine potenziell wichtige Ressource.*
>
> *So wie die aristotelische Philosophie durch das Wirken so großer Gelehrter wie des heiligen Thomas von Aquin schließlich einige der tiefgründigsten Ausdrucksformen der theologischen Lehre prägte, können wir nicht auch hoffen, dass die Wissenschaften von heute, zusammen mit allen Formen menschlichen Wissens, jene Teile des theologischen Unternehmens*

beleben und informieren, die sich mit der Be-
ziehung zwischen Natur, Mensch und Gott be-
fassen?

Papst Johannes Paul II. an den Direktor des
Vatikanischen Observatoriums, 1. Juni 1988.

Eines der Elemente, die diese Konvergenz verursacht haben, ist ein neues Verständnis der
Welt. Während die Theologen zu der Einsicht
gelangten, dass Gottes Handeln nur im Zusammenhang mit seiner gesamten Schöpfung und
nicht isoliert oder parallel dazu verstanden werden kann, erkannten die Wissenschaftler, dass
die sichtbare Welt nur verstanden werden kann,
wenn sie in Beziehung zum Beobachter und
nicht als ein von uns getrenntes Objekt betrachtet wird.

Bis vor einem halben Jahrhundert wurde »die
Welt« von Theologen als »gefallen«, als Reich
der Sünde betrachtet, und der Pfarrer hatte die
Aufgabe, die Menschen zu einem geistlichen Leben zu erziehen, das sich über die Welt erhebt –
selbstverständlich durch die Mitgliedschaft in
der Kirche. Hintergrund war der Glaube an
zwei Schichten in Gottes Schöpfung – zwei parallele Geschichten. Die eine war die in Sünde
verstrickte weltliche Geschichte, die andere die

Heilsgeschichte, in der Gott die gefallenen Geschöpfe rettete und sie zu ihrer Erlösung führte … im Himmel nach dem Tod.

Der theologische Wandel, der sich vollzogen hat, besteht in dem Verständnis, dass es nur eine Welt gibt, in der Gott wirkt und seinen Plan verwirklicht. Gottes Plan – sein Reich – gilt für das ganze Universum und entfaltet sich nirgendwo anders als in der Gesamtheit der Schöpfung. Daraus folgt, dass große Evolutionssprünge in der Schöpfung auch große Sprünge in Gottes Plan sind.

Bis jetzt waren diese großen Sprünge biologischer Natur – von der Materie über das pflanzliche und tierische Leben bis hin zum intelligenten menschlichen Leben – und sie dauerten Hunderte von Jahrmillionen, obwohl jeder nächste Schritt in einem kürzeren Zeitintervall auf den vorherigen folgte. Der Wandel ist so alt wie die Zeit, aber er war noch nie konstant: Er beschleunigt sich stets.

Nirgendwo wird das deutlicher als in der Geschichte der Menschheit. Der Übergang vom Jäger zum Bauern dauerte etwa 1.900.000 Jahre, vom Bauern zum Industriellen etwa 101.700 Jahre, vom Industriellen zu unserem heutigen

Informationszeitalter nur 300 Jahre. Und jetzt, im Informationszeitalter, wird der beschleunigte Wandel durch die neuen Technologien, mit denen wir täglich konfrontiert werden, noch deutlicher. Wohin geht es als nächstes? Und wann?

Wir haben bereits einige der Anzeichen erwähnt, die darauf hindeuten, dass wir vor dem nächsten großen Evolutionssprung der Menschheit stehen, aber im Gegensatz zu früheren Sprüngen, die biologischer Natur waren und automatisch, ungewollt und ungeplant erfolgten, geht es jetzt um die Evolution des menschlichen Geistes, die nur stattfinden kann, wenn wir es wollen. Wir können sie als kulturelle Evolution bezeichnen, weil sie die Art und Weise, wie wir zusammenleben und wie wir mit unserer Umgebung umgehen, prägen wird.

Gott benutzt zur Verwirklichung seines Planes unsere menschlichen Situationen und unsere Kreativität. Das historische Ereignis der Flucht der Israeliten aus der Tyrannei der Pharaonen in Ägypten benutzte er, um ihnen eine Lektion über Gott als ihren Erlöser zu erteilen, ein Bild, das die gesamte spätere Geschichte von Juden, Christen und Moslems geprägt hat.

Hätten die Menschen nicht herausgefunden, wie man aus Trauben Wein macht, wie man Korn zu Mehl mahlt und daraus im (entdeckten) Feuer Brot backt, hätten wir heute kein Abendmahl und keine Eucharistie. Durch die Erfindung des Buchdrucks wurde Gottes Wort auf den Seiten der Bibel Millionen Menschen zur persönlichen geistlichen Erbauung zugänglich.

Wenn wir in den letzten Jahren Meditationstechniken entdeckt – oder besser wiederentdeckt – haben, die uns den Zugang zu transzendentalem Bewusstsein ermöglichen, so können wir das ebenfalls als eine natürliche Entwicklung ansehen, die Gott nutzt, um mithilfe dieses neuen Evolutionsschritts den göttlichen Plan seiner Erfüllung zuzuführen.

Der heilige Thomas von Aquin, einer der großen Theologen des Mittelalters, stellte fest, dass Gnade auf der Natur aufbaut. Gnade kann nur wirksam werden, wenn und soweit unser Menschsein ihr Wirken fördert.

Im Ewigen Jetzt der Gottheit ist Gottes Plan für seine Schöpfung bereits erfüllt, aber in der Dimension der Zeit muss er noch verwirklicht werden. Es wird manchmal gesagt, dass die Welt, wie wir sie kennen, ihre Erfüllung am Ende der

Zeit finden wird. Richtiger ist es zu sagen, dass das Ende der Zeit kommt, sobald die Welt ihre Erfüllung erreicht hat – wenn der Himmel auf Erden verwirklicht ist.

Dann haben wir eine neue und unvorstellbare Wirklichkeit. Nicht die Erde, wie wir sie jetzt kennen, sondern, in den Worten der Offenbarung, »ein neuer Himmel und eine neue Erde«. Jesus sprach nicht von einer Fantasiewelt, als er uns beten lehrte: »Dein Reich komme, dein Wille geschehe, wie im Himmel so auf Erden«. Wann das in unserer Zeit Wirklichkeit wird, hängt von unserer Fähigkeit und unserem Willen ab, mit dem ewigen Plan zusammenzuarbeiten.

Aber wir leiden unter einem schweren Handicap: Während sich der Wandel in der materiellen Welt (Dinge, die uns eigentlich fremd sind) immer schneller vollzieht, braucht unsere psychische Welt (unser Innerstes) viel länger, um sich an den Wandel anzupassen, und leidet unter dem Druck des äußeren Wandels, der den Menschen immer mehr belastet. Das liegt nicht nur daran, dass wir immer mehr Aktivitäten in immer kürzere Zeit drängen wollen – wir sind statt menschlicher Wesen zu menschlichen

Machern geworden –, sondern auch daran, dass unsere geistige Entwicklung, die Entfaltung unserer Werte und Einstellungen, nicht mit unserer Kreativität Schritt halten konnte.

Bei allem zivilisatorischen und technologischen Fortschritt ist der Mensch noch genauso grausam, eifersüchtig, aggressiv, gierig und egozentrisch wie zu der Zeit, als das menschliche Verhalten vor zweieinhalbtausend Jahren erstmals in der Bibel beschrieben wurde.

Seit der Mensch die Fähigkeit zur freien Wahl entwickelt hat, geht es bei allen menschlichen Bestrebungen um Glück. Bis in unsere Zeit hinein verband er das vor allem mit Haben: Dinge haben, Kontrolle haben, Macht haben, Sicherheit haben, einen guten Ruf haben. Als Menschen wollen wir haben – anstatt zu sein.

Mit dem gegenwärtigen Anbruch eines neuen Bewusstseins wenden sich mehr Menschen ihrem inneren Wesen zu und weniger dem Äußeren, um ihr Glück zu finden. Eine wachsende Zahl von Menschen bevorzugt Qualität statt Quantität in ihrem Leben.

Soziologen berichten, dass die Zahl der innerlich motivierten Menschen in der westlichen Gesellschaft heute so stark ansteigt, dass sie die

Zahl der äußerlich motivierten Menschen zu überholen beginnt.

Das Geschenk einer Meditationstechnik wie der Transzendentalen Meditation kommt zu einem Zeitpunkt in unserer Geschichte, an dem die Menschheit sie am nötigsten braucht: eine Technik, die es ermöglicht, das innere Leben zu entfalten, den Weg zu einem höheren Bewusstsein zu ebnen, ein Mittel, unsere Beziehungen zu anderen und zum Kosmos zu vertiefen, ein Werkzeug, mit Stress umzugehen, eine Methode, den Geist für die Gegenwart des Göttlichen in unserem innersten Wesen und in der gesamten Schöpfung zu erwecken.

Meditation kann der Schlüssel für den großen Durchbruch zu unserer nächsten Evolutionsstufe werden, ein weiterer Schritt zur Erfüllung von Gottes ewigem Plan für seine Schöpfung: die Verwirklichung seines Reiches in unserer Mitte, des Himmels auf Erden.

Es ist nun mehr als 20 Jahre her, dass ich die Transzendentale Meditation erlernt habe. Mein eigener spiritueller Weg hat mich zum anglikanischen Priestertum geführt, und ich bin jetzt als Teamvikar in einer großen Gemeinde im Südwesten Londons tätig. Ich kann TM allen Christen, die auf der Suche nach der tieferen

Bedeutung ihres Glaubens sind, nur wärmstens empfehlen.

Die Heilige Schrift neu zu begreifen, Christus tiefer zu verstehen und den Heiligen Geist Gottes zu erfahren, das ist jetzt einfach und mühelos möglich durch die regelmäßige Praxis der TM, und zwar im normalen Verlauf unserer christlichen Tagesroutine. Es ist jetzt an der Zeit, unser Verständnis für die positiven Auswirkungen der TM auf die Zukunft des Christentums zu erweitern.

Pfarrer John Ansell, Anglikanischer Vikar

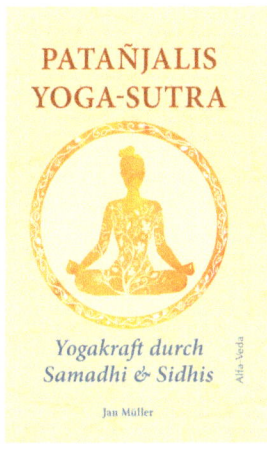

Patañjalis Yoga-Sutra
Yogakraft durch
Samadhi & Sidhis
Jan Müller

336 Seiten
Taschenbuch EUR 18,00
ISBN 9783945004272

Hardcover EUR 24,80
ISBN 9783945004289

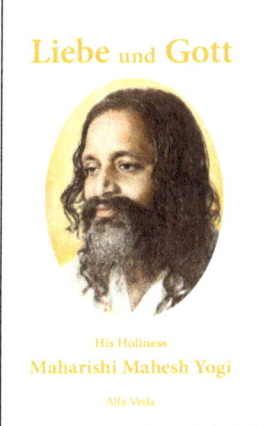

Liebe und Gott
Maharishi Mahesh Yogi

67 Seiten
Taschenbuch EUR 9,80
ISBN 9783945004234

Hardcover EUR 14,80
ISBN 9783945004326

Leseproben und Bestellung auf www.alfa-veda.com

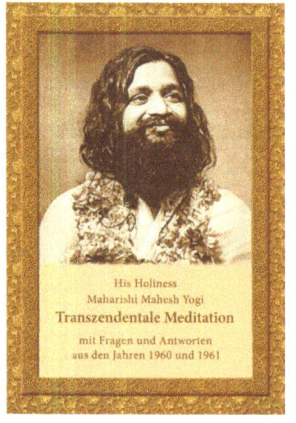

Transzendentale
Meditation – mit Fragen
und Antworten aus den
Jahren 1960 und 1961
Maharishi Mahesh Yogi
176 Seiten
Paperback € 9,80
ISBN 9783988370181

Ein Vortrag von Maharishi
über Transzendentale
Meditation in London mit
Fragen und Antworten.

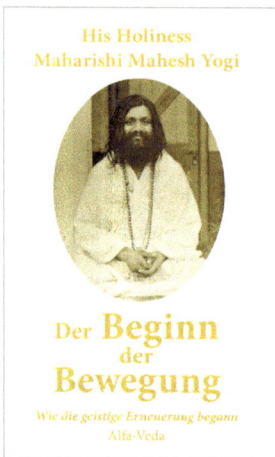

Der Beginn der Bewegung
Wie die geistige Erneuerung
begann
Maharishi Mahesh Yogi
92 Seiten
Taschenbuch € 9,80
ISBN 9783988370266

Msharishi schildert den
Beginn seiner weltweiten
Bewegung zur geistigen
Erneuerung durch,
Meditation,und Yoga.

Weitere gute Bücher auf www.alfa-veda.com